Ulrike Scheuermann

IMMUNBOOSTER
SELBSTLIEBE

Das Praxisprogramm für starke Nerven und
ein gesundes emotionales Gleichgewicht

W0048817

KNAUR.LEBEN

Besuchen Sie uns im Internet:
www.knaur-leben.de

Aus Verantwortung für die Umwelt hat sich die Verlagsgruppe Droemer Knaur zu einer nachhaltigen Buchproduktion verpflichtet. Der bewusste Umgang mit unseren Ressourcen, der Schutz unseres Klimas und der Natur gehören zu unseren obersten Unternehmenszielen. Gemeinsam mit unseren Partnern und Lieferanten setzen wir uns für eine klimaneutrale Buchproduktion ein, die den Erwerb von Klimazertifikaten zur Kompensation des CO_2-Ausstoßes einschließt. Weitere Informationen finden Sie unter: www.klimaneutralerverlag.de

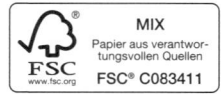

Originalausgabe Januar 2021
Knaur.Leben Taschenbuch
© 2021 Knaur Verlag
Ein Imprint der Verlagsgruppe
Droemer Knaur GmbH & Co. KG, München
Alle Rechte vorbehalten. Das Werk darf – auch teilweise – nur mit Genehmigung des Verlags wiedergegeben werden.
Redaktion: Martina Darga
Covergestaltung: Isabella Materne
Coverabbildung: Marion Stelter
Abbildungen im Innenteil: Marion Stelter
Satz: Adobe InDesign im Verlag
Druck und Bindung: CPI books GmbH, Leck
ISBN 978-3-426-87910-8

2 4 5 3 1

Ich danke von Herzen den Menschen,
die mir ihre Liebe schenken.

Inhalt

Lebensaufgabe »Selbstliebe« 8

WAS SAGT DIE WISSENSCHAFT?

Wie Selbstliebe auf das Immunsystem wirkt 14

    Das Forschungsgebiet der
        Psychoneuroimmunologie 14

    Selbstliebe lindert psychischen Stress 17

DER WEG ZUR SELBSTLIEBE

SELBSTGESPÜR – Deinen Körper lieben 22

    Körperbild und Körperbeziehung 23

    Der selbstliebende Blick 25

    Der liebende Blick auf andere 28

    Körperweisheit 30

    Sich selbst berühren 32

    Dank an den Körper 35

SELBSTGEFÜHL – Deine Emotionen lösen 36

    Emotionen lassen sich verwandeln 37

    Camouflage und Primäre Emotionen 41

    Den Auslöser neutralisieren 45

SELBSTGESPRÄCH –

    Deine Gedanken entspannen 50

    Ungeliebte Seiten annehmen 50

    Woher das lieblose Selbstgespräch kommt 53

    Veränderung destruktiver Selbstgespräche 54

    Schreibdenken als Selbsttherapie 56

    Schreibdenken mit Fokus 58

    Das Self-Care-Journal 59

SELBSTVERBINDUNG –

    Deine Beziehungen vertiefen 62

    Dank als Weg zur Selbstliebe 63

    Das Beziehungsnetz 66

    Verbundenheit – alles ist eins 69

NOTFALLPROGRAMM Selbstliebe 72

Unsere große Herausforderung 75

Weitergehen 76

Lese-Empfehlungen 77

Lebensaufgabe »Selbstliebe«

W ie leicht kann man im täglichen Stress, in schwierigen Situationen oder auch in Krisen sich selbst verlieren – und dann nicht mehr gut für sich sorgen. An sich herummäkeln und sich immer mehr antreiben. Obendrein auch noch mit Selbstvorwürfen, dass man so ist, wie man gerade ist. Wie leicht das passiert, weiß ich aus meiner psychologischen Arbeit mit Menschen, denen es gerade nicht gut geht. Natürlich kenne ich das auch von mir selbst. Es ist wohl Teil des Menschseins, dass es Zeiten gibt, in denen man sich nicht mehr verbunden und im Fluss fühlt.

Sich in Selbstliebe zu üben ist eine Antwort darauf, ein Schlüssel in Form einer Grundhaltung, die besänftigen und durch schwierige Zeiten hindurchhelfen kann. Selbstliebe schützt nachgewiesenermaßen vor psychischem Stress, der sich negativ auf die Funktion des Immunsystems auswirkt. Sie schützt vor dem Abgleiten in Grübeln und Destruktivität, in Traurigkeit und Angst, in Einsamkeit und Depression.

Das Buch habe ich geschrieben, um deine Selbstliebe zu stärken. Die Gedanken und Übungen habe ich mir nicht »einfach so« ausgedacht. Sie sind durch wissenschaftliche Erkenntnisse gestützt und durch meine 25-jährige Arbeit als Diplom-Psychologin fundiert. Allein zehn Jahre davon habe ich in der ambulanten Krisenintervention gearbeitet, wo wir täglich mit Menschen in seelischen und psychiatrischen Krisen gearbeitet haben. – Es gibt Hilfe, auch in schweren Zeiten.

Ein Buch mit dem Titel »Immunbooster Selbstliebe«

gibt ein Versprechen: Selbstliebe kann das Immunsystem stärken – und einer Schwächung vorbeugen. Das ist durch viele wissenschaftliche Studien belegt. Genaueres dazu findest du gleich im Kapitel »Wissenschaft«. Wenn man sich mit Selbstliebe aus wissenschaftlicher Perspektive beschäftigt, geht es um die Begriffe »Selbstakzeptanz«, »Selbstmitgefühl« und »Selbstwertgefühl«. Für dieses Buch reicht das Wort »Selbstliebe« als umgangssprachlicher Sammelbegriff.

Mit Selbstliebe akzeptieren wir uns so, wie wir sind. Wir mögen uns, fühlen uns wertvoll, wichtig, richtig. Nicht, weil wir Bedingungen erfüllen, sondern einfach, weil wir da sind. Wir finden uns in umfassendem Sinne schön. Wir würdigen unsere liebenswerten Seiten und Leistungen. Wir akzeptieren unsere Schwächen und Fehler, erkennen mit Nachsicht, was bisher nicht möglich war oder was wir hätten besser machen können, wo wir jedoch nie über den Konjunktiv hinausgekommen sind. So müssen wir uns nicht hinter einem schönen Schein verstecken. Wir sind, wie wir sind.

Ein Mangel an Selbstliebe steht oft im Zusammenhang mit der Volkskrankheit Depression oder depressiven Symptomen. Ungefähr jede und jeder Fünfte durchleidet einmal im Leben eine Depression, Frauen doppelt so oft wie Männer. Depression ist die zweithäufigste und in ihrer Schwere und Lebensgefährdung am meisten unterschätzte Krankheit. Mit diesem Buch will ich auch zu einem besseren Umgang mit Depression beitragen.

Ein Leitsymptom von Depression ist die quälende Selbstabwertung mit Minderwertigkeitsgefühlen und übertriebenen Selbstvorwürfen bis zu Selbsthass – das Gegenteil von Selbstliebe. Vielleicht hast du deshalb dieses Buch zur Hand genommen? Als Krankheit wird die Depression oft nicht erkannt und kann deshalb schweres und unnötiges Leid verursachen, denn sie wäre gut behandelbar. Im Internet findest du Selbsttests dazu. Wenn du also fast die ganze Zeit am Tag und so gut wie jeden Tag in der Woche unabhängig von äußeren Umständen unter depressiven Symptomen leidest, hole dir psychotherapeutische, psychologische bzw. ärztliche Unterstützung. Du brauchst dann die Beziehung zu einem Menschen, der an deiner Seite steht und dir hilft.

»Helfen« ist dabei ein wichtiges Stichwort. Selbstliebe steht nie für sich allein. Wir sind Beziehungswesen. Unsere Liebe zu uns selbst ist der Spiegel unserer Beziehungserfahrungen mit anderen Menschen. Und so hängt es auch nicht nur von dir ab, ob und wie du dich selbst liebst. Du musst – und kannst – es nicht allein schaffen. So wirst du auch vermutlich mithilfe dieses Buches nicht alles für immer zum Guten verändern. Der Anspruch wäre zu hoch – und ist womöglich Teil des Problems. Also nimm es dir nicht übel, wenn deine Selbstliebe trotz Bemühungen schwankt.

Als Psychologin bin ich mir immer selbst eines meiner besten Forschungsobjekte, auch mit der dunklen Seite der Selbstliebe. Waren es als Kind und Jugendliche eher körperliche Aspekte der Selbstablehnung – ich litt bis Mitte zwanzig an einer schweren Form der Neurodermitis und fand mich damit hässlich –, so war ich noch bis Mitte dreißig sehr selbstunsicher und schüchtern im Zusammensein mit anderen Menschen. Ich fand mich oft unzulänglich, hölzern im Kontakt und »falsch«. Das hat sich grundlegend verändert. Heute fühle ich mich überwiegend tief verbunden mit den Menschen und der

Welt – für mich der wichtigste Schlüssel zu Selbstliebe. Ich bin sehr dankbar dafür. Aber nichts ist statisch, und ich bin gespannt, was noch kommt. Entwicklung geht immer weiter, und wir alle wachsen mit neuen Herausforderungen. Selbstliebe ist eine Lebensaufgabe.

Mich ständig weiterzuentwickeln ist auch meine Aufgabe und Verpflichtung gegenüber den Menschen, mit denen ich arbeite: Ich will einen möglichst neutralen Raum anbieten, in dem keine eigenen Themen mein Gegenüber in seiner freien Entfaltung einschränken. Dieser neutrale, vielleicht sogar »leere Raum« ist die große und dauernde Aufgabe für mich.

Für das Thema Selbstliebe finde ich dieses kleine Buchformat ideal. Ich schreibe sonst umfangreichere Bücher, doch über Selbstliebe sollte man nicht zu viele Worte verlieren, sondern sie im Alltag praktizieren und so ihre Wirkung erfahren. Es ist wie mit der persönlichen Spiritualität: Man sollte sie vor allem *erfahren,* um damit weiter zu wachsen. Deshalb wird es in diesem Buch vieles zum Ausprobieren geben. Wir sind, was wir erfahren und wiederholt tun.

Ich wünsche mir von Herzen, mit diesem Buch zu mehr Selbstliebe – und damit Liebe – in der Welt beizutragen. Ich wünsche dir von Herzen, dich selbst zu lieben.

Ulrike Scheuermann

WAS SAGT DIE WISSENSCHAFT?

Wie Selbstliebe
auf das Immunsystem wirkt

Das Forschungsgebiet
der Psychoneuroimmunologie

Wissenschaftler beschäftigen sich mit dem Zusammenhang zwischen Immunsystem und Selbstliebe in dem interdisziplinären Forschungsgebiet mit dem kaum aussprechbaren Namen »Psychoneuroimmunologie«. Seit den 1970er-Jahren kann man nachweisen, dass Immunsystem, Nervensystem und Psyche zusammenarbeiten und sich gegenseitig beeinflussen. Das Immunsystem lernt. Das war damals eine revolutionäre wissenschaftliche Erkenntnis. Zuvor stand im Fokus, wie man durch gesunde Ernährung, viel Bewegung und Sport, genug Schlaf, Vermeiden von Umweltgiften oder Zigarettenrauch das Immunsystem stärken kann. Das hat sich nun relativiert, und ein bedeutsames Forschungsgebiet ist entstanden, aus dem wir noch viele neue Erkenntnisse erwarten dürfen.

Nun zur Selbstliebe: Es gibt zwar keine direkten Studien zum Zusammenhang von Selbstliebe und dem Immunsystem. Das liegt aber schlicht daran, dass die psychologische Forschung den Begriff »Selbstliebe« meidet. Die Forscher sprechen stattdessen von Selbstwertgefühl, Selbstmitgefühl und Selbstakzeptanz. Hier gibt es zahlreiche Studienergebnisse, die zeigen, dass niedrige Werte dieser drei Komponenten zu einem chronisch hohen Stresslevel führen können, was wiederum die

Immunfunktion schwächen oder unterdrücken kann. Umgekehrt belegen Studien, dass hohe Werte dieser drei vor depressiven und Angstsymptomen und somit psychischem Stress schützen und einer Schwächung des Immunsystems durch die Psyche vorbeugen.

Das Immunsystem als körpereigenes Abwehrsystem wehrt Schädigungen durch Einflüsse von außen und innen ab. Bei geschwächter oder unterdrückter Immunabwehr entsteht das »Open-Window-Phänomen«: Krankheitserreger können nicht mehr angemessen bekämpft werden, sie kommen einfach »zum Fenster« herein. Die Infektionshäufigkeit steigt, und Krankheiten und Entzündungen treten eher auf oder verschlechtern sich leichter. Was richtet Stress nun für Schäden an?

Die Auswirkungen von Stress auf das Immunsystem sind sehr unterschiedlich. Man unterscheidet zwischen akutem Stress, der die Aktivität eines Teils unseres Immunsystems, nämlich des unspezifischen, angeborenen Immunsystems, sogar steigert. Gerade entgegengesetzt wirkt sich chronischer Stress aus: Er unterdrückt die Aktivität unseres gesamten Immunsystems, ist also das interessante Phänomen für unser Thema.

Welche Stressauslöser, sogenannte Stressoren, nun überhaupt zu chronischem Stress führen, weil sie eine Stressreaktion bei uns auslösen, ist wiederum bei jedem von uns sehr unterschiedlich.

Eine wichtige Rolle spielen zeitlich zurückliegende Stressoren, vor allem Traumata oder andere verstörende Situationen, die bis in unser gegenwärtiges Erleben hineinwirken und Stress auslösen. Es gibt zudem ein sehr unterschiedliches subjektives Empfinden, was wir als und wie wir Stressauslöser wahrnehmen – als willkommene Herausforderung oder als Angst machende Überforderung.

Was bedeutet das für unseren Alltag? Wenn wir wissen, dass es für unser Immunsystem sogar förderlich ist, akuten Stress zu erleben, können wir uns ruhig Dinge zumuten, die uns in eine momentane Stresssituation bringen. Danach jedoch brauchen wir wieder Pausen für die Regeneration und zum Runterfahren, um andauernden, chronischen Stress zu vermeiden. Ebenso wichtig ist es, zurückliegende Erlebnisse, die uns heute noch beeinträchtigen, zur Ruhe kommen zu lassen. Die Idee »Immer nach vorne schauen« hilft dabei nicht, wir brauchen vielmehr gute Methoden, um belastenden Erfahrungen ihre Kraft zu nehmen. Auch das Vermeiden von dauerhafter Überforderung ist ein Akt der Selbstliebe. Wenn jemand merkt, dass er nach 30 Wochenstunden Arbeit regelmäßig fix und fertig ist, können noch so viele Kollegen lässig 50 Wochenstunden arbeiten. Es zählt das subjektive Empfinden. Du findest im Buch Vorschläge zu allen drei Ansatzpunkten.

Schauen wir uns hier noch kurz an, wie Selbstwertgefühl, Selbstmitgefühl und Selbstakzeptanz bzw. der Mangel der drei ganz konkret wirken. Die zugehörigen Studien mit Anmerkungen sowie weitere Hilfen findest du auf der Website zum Buch: *www.ulrike-scheuermann.de/ selbstliebe-buch*

Selbstliebe lindert
psychischen Stress

Viele Studien weisen nach, dass ein geringes Selbstwertgefühl die Entwicklung einer Depression oder depressiver und Angstsymptome fördert. Solche Symptome wiederum bedeuten psychischen Stress, der das Immunsystem negativ beeinflusst. Wissenschaftliche Metaanalysen finde ich oft besonders interessant, denn sie werten viele existierende Studien im Überblick und Vergleich aus. Eine Metaanalyse von 77 Langzeitstudien zu Depression und 18 zu Angstgefühlen bestätigte 2013 diese Ergebnisse und zeigte, dass sie sogar unabhängig von Geschlecht, Alter, den verschiedenen Forschungsmethoden und den Zeitintervallen bei den Befragungen sind. Im Umkehrschluss sind wir durch ein stabiles Selbstwertgefühl weniger anfällig für Depressions- und Angstsymptome.

Ähnlich beeindruckend ist der Zusammenhang bei den Auswirkungen mangelnden Selbstmitgefühls. Selbstmitgefühl ist ein Begriff, der vor allem von Kristin Neff geprägt wurde und die Fähigkeit beschreibt, sich selbst freundschaftlich und nachsichtig zu behandeln. Sie entdeckte das Konzept durch den Buddhismus und machte es zum Gegenstand psychologischer Forschung. Auch hier zeigen zahlreiche Untersuchungen, dass wenig Selbstmitgefühl bei Erwachsenen wie auch bei Jugendlichen mit Depression und Angstgefühlen im Zusammenhang steht, hohes Selbstmitgefühl dagegen mit einer allgemeinen Zufriedenheit im Leben, verbessertem psychischem und physischem Wohlbefinden und verringerten Depressions- und Angstsymptomen sowie einem höheren Selbstwertgefühl.

Besonders interessant ist eine Studie zum Einfluss von Selbstmitgefühl auf den Entzündungslevel im Körper, womit sich erstmals die Reaktion im Immunsystem direkt ablesen lässt. Personen mit höherem Selbstmitgefühl sind vor einer durch psychosozialen Stress ausgelösten Entzündung geschützt, Personen mit geringem Selbstmitgefühl sind besonders angreifbar.

Generell kann man sagen, dass Persönlichkeitseigenschaften, die ein angenehmes Lebensgefühl bestärken, die Funktionsfähigkeit des Immunsystems positiv beeinflussen, so etwa Optimismus; positive Gefühle wie Dankbarkeit, Fröhlichkeit, Begeisterung und Stolz; Selbstwirksamkeit – also die Gewissheit, dass man mit seinen eigenen Fähigkeiten die Dinge zum Guten wenden kann – und natürlich soziale Bindungen.

Wir sehen: Selbstliebe ist ein zentraler Faktor für ein stressärmeres und damit gesünderes Leben mit einem gut arbeitenden Immunsystem – und damit kein Thema nur für ein paar Mußestunden, die man dann doch selten hat. Vielmehr sollte es ein zentrales Element der Selbstbeschäftigung in unserem Alltag sein. Beginnen wir also gleich damit – das Gespür für den eigenen Körper ist ein guter Anfang.

Für welchen Kurs
du dich auch entscheidest,
es gibt immer jemanden,
der dir sagt, dass du falsch liegst.
Es entstehen immer wieder Situationen,
die dich dazu verleiten zu glauben,
dass deine Kritiker Recht haben.
Um einen Weg zu skizzieren und ihn
zu Ende zu gehen, braucht es Mut.

Ralph Waldo Emerson

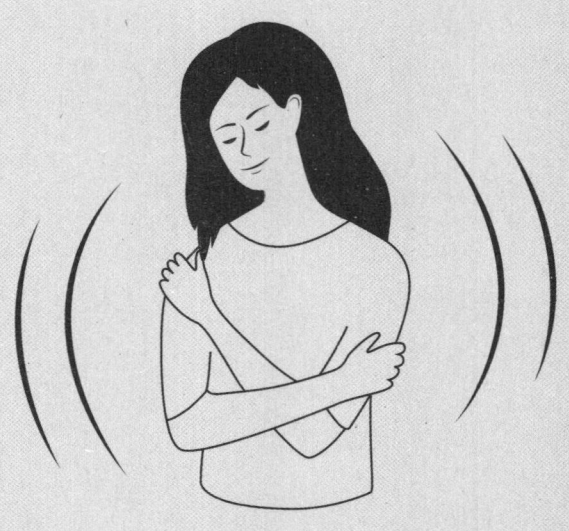

DER WEG ZUR SELBSTLIEBE

SELBSTGESPÜR –
Deinen Körper lieben

Hendrik erzählt mir, dass er seinen Körper tagsüber vollkommen vergisst. Kein Wunder. Er arbeitet nahezu ohne Pause zwölf Stunden am Bildschirm. Seine Kollegen in dem kleinen Ingenieurbüro tun es ihm gleich. Mittags kauft er ein paar Häuser weiter belegte Brötchen. Zurück am Schreibtisch isst er mit der linken Hand, um weiter die Maus zu führen. Gegen 19 oder 20 Uhr wacht er aus diesem körpervergessenen Zustand auf. Erst dann merkt er seine Erschöpfung. Der Körper ist verspannt und schmerzt überall. Nach einer halbstündigen Autofahrt schiebt er zu Hause meist ein Fertiggericht in den Ofen, oder er brät rasch etwas in der Pfanne. Damit setzt er sich zum Abschalten noch ein wenig vor den Fernseher oder an ein Computerspiel. Er schläft dann schnell ein, doch beim Aufwachen fühlt er sich oft wie zerschlagen.

In den letzten Jahren hat sich Hendrik immer mal wieder gefragt: »Treibe ich Raubbau an meinem Körper?«, kam aber zu dem Schluss: »Ich bin ja gesund.« Bis er realisierte, dass es nicht nur um die Abwesenheit von Krankheit geht. Wie sehr dabei auch seine Lebensfreude verloren ging, merkte er erst nach und nach. Er lachte nur noch selten, meldete sich nicht mehr bei Freunden und registrierte eine merkwürdige emotionale Kälte und untergründige Düsternis. Er fühle sich »wie ein reibungslos funktionierender Roboter«, erzählt er mir.

Wir sprechen über sein bisheriges Leben. In seiner

Jugend war er in den Sommerwochenenden mit seinen Eltern und vielen Freunden an den Seen im Berliner Umland unterwegs. Damals stimmte alles. Er war im Flow, wohnte in seinem Körper. Und dann sind mit einem Mal alle Erinnerungen wieder da: an das weiche kühle Seewasser auf der Haut, das Windgeräusch in den Bäumen. Die Stimmen seiner Freunde bei den Wasserspielen. Das Gefühl von Kraft im ganzen Körper beim Schwimmen. Er sieht seine Eltern, die am Ufer auf einer Picknickdecke in der Sonne liegen und sich über ihn freuen. Plötzlich weint er.

Mit den Erinnerungen an das Körpererleben mit allen Sinnen in der Natur ist auch der Zugang zu seinen Emotionen aktiviert. An diesen Schlüssel zu Lebendigkeit und intensiven Emotionen kann Hendrik anknüpfen. Er fühlt sich wieder lebendiger und erlebt Mitgefühl mit seinem überbeanspruchten Körper.

Körperbild und Körperbeziehung

Bei jedem von uns sieht der Weg zu einem intensiven Selbstgespür anders aus. Dieses Selbstgespür ist ein Teil von Selbstliebe. Am Beginn kann die Frage nach der Körperbeziehung stehen: Viele Menschen sehen und behandeln ihren Körper als Maschine, die gut gewartet und ausreichend mit Essen, Bewegung und anderen für die Gesundheit notwendigen Maßnahmen versorgt wird. Ist mal etwas kaputt, wird es repariert, mit Medikamenten, einer Spritze, einer Operation. Wenn wir auf diese Weise pfleglich mit ihm umgehen, könnte der Körper lange halten.

Jenseits dieses mechanistischen Körperbildes gibt es andere Möglichkeiten, den eigenen Körper zu erleben und in Beziehung mit ihm zu sein.

Dein Körperbild erkunden

- Was bedeutet dein Körper für dich? Welches Bild hast du von ihm?
  - Eine Maschine, die funktionieren soll?
  - Ein treuer Diener, der deine Anweisungen ausführt?
  - Eine Hülle, in der dein Geist, deine Seele wohnt?
  - Ein Freund – ihr helft euch gegenseitig und seid stolz, was ihr schon alles zusammen geschafft habt?
- Wie gehst du mit Schwäche, Müdigkeit oder Krankheit deines Körpers um?
- Wofür bist du deinem Körper alles dankbar?
- Davon ausgehend: Wie ist generell deine Selbstbeziehung? Sollst du auch als ganzer Mensch vor allem funktionieren?

Der Körper kann eine Quelle von Freude an sich selbst sein. Über die Auseinandersetzung mit dem Körper können wir unsere Selbstliebe entwickeln.

Der selbstliebende Blick

Wir sehen Bilder von schönen Menschen, aber warum finden wir sie eigentlich schön? Ständig beeinflussen uns die gesellschaftlichen Idealbilder des Körpers. Wenn wir unseren Sinn für Schönheit erweitern, können wir Schönheit in allem und jedem entdecken. Die folgende Erkundung kann dir dabei helfen, mit der Zeit einen selbstliebenden Blick zu entwickeln. Auch wenn es gerade schwer ist, vielleicht kannst du etwas finden. Du könntest mit etwas Kleinem beginnen.

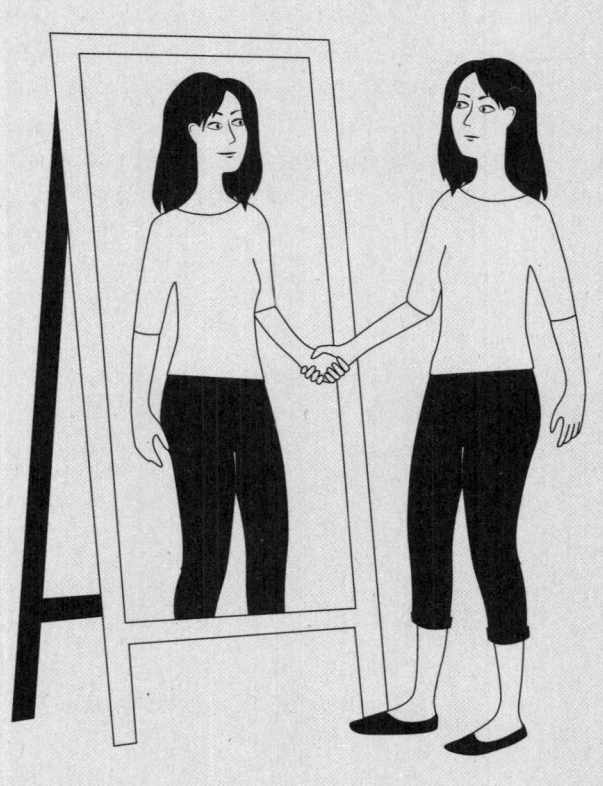

Den selbstliebenden Blick üben

- Wie bewertest du deinen Körper? Gibt es vermeintlich Unschönes, Unnormales, Unzulängliches? Gibt es Schönes, Besonderes?

- Was passiert, wenn du diese Bewertung innerlich oder laut kommentierst, indem du sagst: »Bewertung«? Kannst du bemerken, dass dadurch zu deiner Bewertung eine emotionale Distanz entsteht?

- Halte den Blick auf dich selbst in einem Spiegel oder einer Schaufensterscheibe eine Weile ohne Bewerten aus. Wie verändert sich dein Blick? Wird er mit der Zeit freundlicher, nachsichtiger, liebevoller?

- Wie wäre es, den selbstliebenden Blick ein paar Minuten am Tag zu probieren?
  - Du könntest zum Beispiel gleich morgens beim Aufwachen deine Arme und Hände betrachten – und etwas Schönes entdecken: Die Fältchen und Farben der Haut, das Gefühl beim Darüberstreichen.
  - Du könntest ein Spiel daraus machen, zum Beispiel mit dem Spiegel: den Blick heben und das Erste, worauf sich der Blick richtet, schön finden.

Sich selbst schön zu finden, ohne sich negativ zu bewerten, stärkt den Selbstliebe-Muskel.

Der liebende Blick auf andere

Sich selbst liebevoll zu betrachten geht vielleicht gerade nicht so gut? Dann kann man auch probieren, andere liebevoll anzusehen. Selbstliebe geht in beide Richtungen. Jemanden oder etwas im umfassenden Sinne schön zu finden bedeutet: das Ganze sehen; das Wesen und das Besondere erfassen; Freude, Freundlichkeit und Liebe dabei empfinden. Ich weiß, dieser liebende Blick ist nicht leicht, wenn man sich gerade nicht selbst liebt. Aber neue Erfahrungen entstehen im Tun.

Wenn wir unter Menschen sind, wenn wir einen Film schauen oder – wenn da gerade niemand ist – in Erinnerung an Begebenheiten, bei denen wir mit Menschen zusammen waren: Alle möglichen Gelegenheiten bieten sich, um die Schönheit um sich herum zu entdecken. Als seiest du bis eben blind gewesen, jetzt endlich siehst du zum ersten Mal die Schönheit um dich herum in vollem Ausmaß.

Andere liebevoll ansehen

Finde bei jemand anders mit einem spielerischen Ehrgeiz etwas, das niemandem sonst auffallen würde.

- Welche Geste oder Bewegung findest du besonders schön? Zum Beispiel, während du jemanden reden oder auf der Straße vorbeischlendern siehst?
- Welcher Gesichtsausdruck fällt dir auf? Wie lächelt zum Beispiel jemand auf besondere Art?
- Was nimmst du mit anderen Sinnen wahr? Die leicht verschnupft klingende Stimme. Der unverwechselbare Geruch.
- Welche Schönheit und Besonderheit entdeckst du in der gesamten Welt um dich, nicht nur bei Menschen? Der Sommerregen auf der Haut. Der kleine Hund, der gerade anmutig die Treppenstufen herunterspringt. Die vielen Grünschattierungen der Bäume an einem Tag im April.
- Und dann, merkst du es? Nach und nach fallen dir immer mehr Schönheit und Liebenswertes auf, bei anderen wie bei dir selbst.

Entdecke die Schönheit in allem und allen: So umgibst du dich mit Schönheit und bist irgendwann Teil davon.

Körperweisheit

Weisheit bedeutet, seine bisherigen Erfahrungen aus-zuwerten, sie als Lernerfahrungen zu integrieren und dadurch immer mehr umfassend zu wissen. Auch unser Körper hat unser Leben lang Erfahrungen darüber ge-sammelt, was uns guttut. Er weiß vieles. Diese Körper-weisheit können wir nutzen, indem wir auf Körpersignale achten und sie ernst nehmen. Das sind Empfindungen in unserem Körper wie etwa eine Spannung im Bauch, eine Enge im Hals oder auch Leere, Unruhe, Schmerz, Druck, Brennen oder Ziehen. Wir registrieren zum Beispiel unse-ren Regenerationsbedarf und unsere Kraftgrenzen durch eine Schwere in den Gliedern oder wenn uns die Augen fast zufallen. Wenn wir dann eine Pause machen, neh-men wir unsere Körpersignale ernst und vertrauen auf unsere Körperweisheit.

Körperweisheit basiert auf der Theorie der sogenann-ten somatischen Marker, die von dem Neurowissen-schaftler Antonio Damasio formuliert wurde. Danach sind emotionale Erfahrungen in uns verkörperlicht durch positive oder negative somatische Marker. Diese sind un-mittelbar aus dem Unbewussten auftauchende Körper-signale, die uns zwei Richtungen signalisieren: Zustim-mung oder Vermeidung. Hilfreich ist dabei, den ersten auftauchenden Impuls sofort zu nehmen. Ich motiviere meine Klienten und Teilnehmenden dazu, ohne Nach-denken mit solchen Blitzantworten zu reagieren. So spart man sich das »Zerdenken«, mit dem sich insbesondere Kopfmenschen ihre Intuition ausreden.

Körperweisheit stärken

- Welche Körpersignale kennst du? Zum Beispiel ein flaues Gefühl im Bauch, ein plötzlich tiefes Durchatmen, eine Schwere in den Gliedern?
- Was kannst du tun, um diese Körpersignale als Zeichen ernst zu nehmen und darauf zu antworten? Zum Beispiel eine Pause einlegen?
- Welches ist dein erster Körperimpuls, wenn es um eine Entscheidung geht?
  - Eine angenehme Körperreaktion, zum Beispiel ein tiefes Durchatmen, ein Bewegungsimpuls? Diese positiven somatischen Marker signalisieren uns »ja«.
  - Eine unangenehme Körperreaktion, zum Beispiel ein Kloß im Hals, Engegefühl in der Brust, Druck oder Schmerzen im Bauch, angespannte Schultern, stockender Atem? Diese negativen somatischen Marker signalisieren uns »nein«.

Bauchentscheidungen machen mit ihrer Einfachheit und Klarheit das Leben leichter und sind meist den Kopfentscheidungen überlegen. Vertraue deinem Körper.

Sich selbst berühren

Uns berührt jemand kurz unverfänglich am Arm – und schon fühlen wir uns sicherer, vertrauensvoller, verbundener und sind mehr auf Gemeinschaft orientiert. Wir fühlen uns angenommen und blühen auf. Es gibt viele Studien, die nachweisen, wie uns stimmige Berührungen positiv stimmen. Es mag dir erst einmal fremdartig vorkommen, doch auch durch Selbstberührungen entstehen solche Wohlgefühle. Sie helfen, sich intensiver zu spüren und eine liebevollere Beziehung zu sich und seinem Körper zu entwickeln. Viele berichten, dass es erst ungewohnt für sie war, aber dann durch das intensive Sich-selbst-Spüren ein besserer Selbstkontakt mit mehr Mitgefühl und Wohlgefühl entstand. Du kannst auch erst einmal nur eine kleine Selbstberührung ausprobieren – nur den Arm zu »duschen« bewirkt schon etwas.

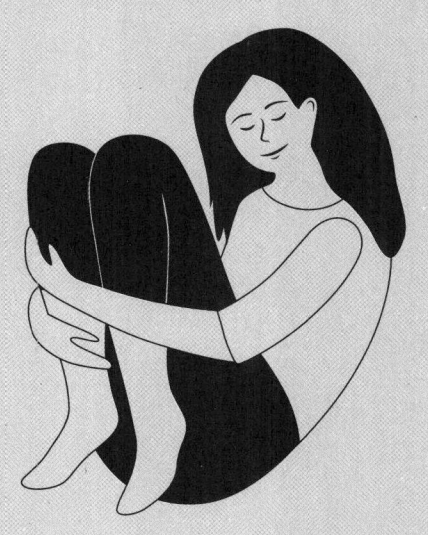

Die Körperdusche

- Wie fühlt es sich an, deinen Körper zu streichen, zu massieren oder zu reiben, mit oder ohne Kleidung?
- Wie fühlt sich der Körper unter der Berührung an? Deine Haut, jeder Teil des Körpers?
- Wie kannst du mit voller Aufmerksamkeit und einer sanften, liebevollen Haltung dabei sein?
- Ein paar Minuten danach: Wie fühlt sich jetzt deine Haut, der Körper, jeder Körperteil an?
- Wann könntest du diese Übung in deinen Tag integrieren? Zum Beispiel im Bett liegend, morgens im Bad, zwischendurch in einer Arbeitspause?

Mithilfe des Körpers finden wir in einen liebevollen Kontakt zu uns.

Dank an den Körper

Wenn wir unserem Körper unseren Dank aussprechen, fokussieren wir uns auf das Geschenk, diesen Körper zu haben. Seine Schwächen treten in den Hintergrund. Mithilfe von Wiederholung, am besten täglich, können wir diesen Selbstliebe-Muskel kräftigen. Zeit für Dankbarkeit kann man eigentlich immer finden: unterwegs auf der Straße, beim Einkaufen, unter der Dusche, beim Tagebuchschreiben. Wie bei allen wiederholten Tätigkeiten wird der Dank an den Körper mit der Zeit zur Gewohnheit. Es gibt so viel zu entdecken, wofür wir dankbar sein können.

Deinem Körper danken

- Spüre deinen Körper oder vergegenwärtige ihn dir auf andere Weise: Du könntest ihn auch mit den Händen ertasten, ihn im Spiegel betrachten, deiner Stimme oder deinem Atem zuhören.
- Gehe jeden Teil deines Körpers durch und achte auf das, wofür du diesem Körperteil dankbar bist: Was fällt dir zu deinen Augen ein? Zu deinen Beinen? Zu deiner Haut?
- Du kannst als Überschrift einfach »Danke« denken oder aufschreiben, und dann kommt die Liste, zum Beispiel so: »für diese Augen, die jeden Tag die Welt sehen«, »für meine Beine, mit denen ich so problemlos laufen kann«, »für meine Haut, die meinen Körper schützt«.

Dankbarkeit stärkt den Sinn für das Kostbare bei dir.

SELBSTGEFÜHL –
Deine Emotionen lösen

Seit ihrer Jugend lebt Frauke mit starken Stimmungs-schwankungen. Es gibt Zeiten, in denen sie gut drauf ist. Dann fühlt sie sich normal, bewältigt leichthändig ihre täglichen Aufgaben, ist gut im Kontakt mit anderen Menschen und lebt ihr erfolgreiches Leben. Doch gibt es dann wieder Zeiten, in denen sie sich schlecht fühlt, unzulänglich im Vergleich mit anderen, unnachsichtig und antreibend mit sich selbst. Sie zweifelt an sich und daran, liebenswert zu sein. Dann arbeitet sie in wütender, nicht mehr beschwingter Stimmung, schläft wenig, weint viel. Nach einigen Tagen, manchmal auch erst Wochen, flaut dieser Zustand wieder ab, und es kehrt Normalität ein. Für eine Weile. Frauke hat schon alles Mögliche probiert, um sich die Stimmungstiefs zu ersparen, aber kein Gegenmittel hat bisher geholfen. So ist sie mit der Zeit darauf gekommen, MIT den Emotionen zu arbeiten – anstatt gegen sie.

Alles, was man bekämpft, gewinnt an Kraft. Druck erzeugt Gegendruck. Je weniger Widerstand wir gegen Emotionen leisten, sondern präsent mit ihnen arbeiten, desto leichter und schneller können diese Emotionen wieder abklingen, ausreifen, sich verwandeln. Schauen wir mal, wie das gehen kann.

Emotionen lassen sich verwandeln

Was passiert, wenn schwierige Emotionen auftauchen, wie bei Frauke vielleicht sogar scheinbar grundlos und häufig? Trauer, Angst, Ärger? Dann haben wir als Antwort oft zwei erste Impulse, die große Nachteile haben: Entweder, wir weichen ihnen aus, kämpfen gegen sie an, überdecken oder verdrängen sie. Unterdrückte Emotionen kosten enorm viel Kraft, häufig unbemerkt. Man macht Umwege auf seinem Lebensweg, um diese Emotionen zu vermeiden, begegnet immer wieder demselben Thema, geht ständig mit einem Widerstand durchs Leben. Es kann auf Dauer regelrecht zermürben. Oder, der zweite Impuls, wir leben unsere Emotionen einfach aus. Doch schwierige Emotionen sind nicht nur schwierig, weil sie manchmal schwer auszuhalten sind, sie können auch Beziehungen unnötig belasten. Wenn man zum Beispiel wütend, eifersüchtig oder neidisch ist und das impulsiv und ungefiltert auslebt, kränkt oder nervt man jemanden unnötig, provoziert starke Gegenreaktionen, Streit, vielleicht sogar einen Kontaktabbruch oder eine Trennung. Was tun? Die Emotionen doch verdrängen?

Es gibt eine dritte Antwort, die kräfteschonend, gesund, erwachsen und beziehungsfördernd ist: das Verwandeln von Emotionen. Das bedeutet, dass Emotionen sich verändern, wenn wir mit ihnen arbeiten: Sie reifen aus, und damit können sie zu etwas Neuem werden – wir verwandeln sie. Wie ist das Vorgehen? Zuerst einmal achten wir jederzeit aufmerksam auf auftauchende Emotionen. Dann können wir sie bewusst aushalten und durchleben, beruhigen und abklingen lassen. Ich zeige dir gleich zwei Wege, wie das gehen kann. In diesem Prozess verwandeln wir Emotionen zu etwas Neuem, zum Beispiel von aufgewühlter Wut zu sanfter Trauer und schließlich zu einem neutralen Da-Sein. Durch diese Verwandlung erleben wir dann auch die Welt anders, lösen anderes beim Gegenüber aus, machen andere Erfahrungen. Wir entwickeln uns weiter.

Interessant sind auch hier neuere Forschungsergebnisse aus der Psychoneuroimmunologie, die nahelegen, dass die Fähigkeit, vielfältige Emotionen differenziert wahrzunehmen und zu regulieren, sich positiv auf Gesundheit und Immunsystem auswirkt.

Meist sind Emotionen nur vorübergehende Erfahrungen eines Momentes oder einer gewissen Zeitspanne: Es geht um Minuten, Stunden, vielleicht auch mal einen Tag oder ein paar Tage.

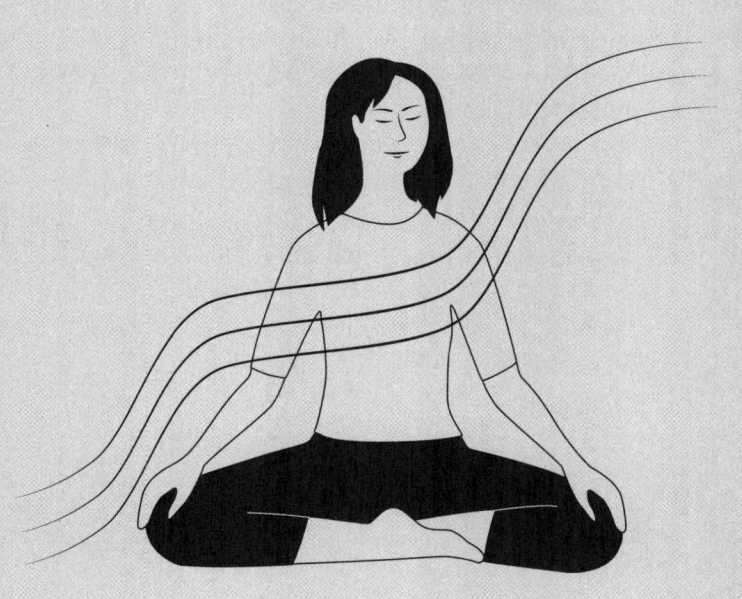

Emotionen hindurchfließen lassen

Du kannst eine Emotion beobachten, wie sie aufkommt, sich ausbreitet, da ist, sich verändert, wieder abklingt.

- Achte aufmerksam auf diese auftauchenden Emotionen, auch die schwierigen.
- Bleibe dort. Lenke dich nicht mit Gedanken oder Aktivitäten ab, sondern konzentriere dich darauf.
- Halte dabei innerlich Abstand zu der Emotion, indem du sie wie ein interessantes Phänomen betrachtest. Das Wissen, dass Emotionen nur flüchtige Erfahrungen sind, hilft dabei.
- Entspanne dich in dem Moment, in dem du die Emotion erlebst. Lass sie in diesem entspannten Zustand ohne Widerstand durch dich hindurchfließen.
- Falls du in einem Moment doch abgelenkt bist, kehre wieder zu der Emotion zurück, weiterhin entspannt, betrachtend.
- Beobachte, wie die Emotion in diesem Prozess abflaut und sich verwandelt. Wie es wieder ruhiger wird in dir.

Eine schwierige Emotion ist nur eine Träne im Meer all unserer Erfahrungen.

Camouflage und Primäre Emotionen

Um unsere Emotionen tiefer zu verstehen, schauen wir uns an, welche zwei Schichten von Emotionen wir erleben. Es gibt die oberflächlichere Schicht der Camouflage und eine tiefere der Primären Emotionen.

Malte ist Wissenschaftler mit Herz und Seele. Der Soziologe schreibt gerade an seiner Habilitationsschrift, um als Professor weiter zu forschen und zu lehren. Er arbeitet manchmal 120 Stunden pro Woche. Das klingt viel, ihm kommt es aber nicht so viel vor, weil er gerne arbeitet. Er ist dann im Flow und vergisst die Zeit. Dass das Viel-Arbeiten eine psychologische Abwehrstrategie sein könnte, bemerkt er erst in meinem Self-Care-Programm, als wir tiefergehend über seine Themen reden.

Er erkennt, dass er mithilfe der Arbeit das dahinterliegende Gefühl des Nicht-Dazugehörens vermeidet. Diese Primäre Emotion kennt er seit seiner frühen Kindheit, denn er war als Einzelkind kaum in Kontakt mit anderen Kindern. Die Eltern lebten zurückgezogen, und die wenigen Menschen in ihrem Leben waren eher Bekannte als nahe Freunde. Dementsprechend stand Malte in der Schule häufig am Rand und wurde auch ausgeschlossen. Was war seine Strategie, um den Schmerz im Ausgeschlossensein nicht zu spüren? Leistung. Er lernte voller Ehrgeiz und saß ganze Nachmittage und Abende über seinen Hausaufgaben. Als Klassenbester geriet er dann erst recht in die Rolle des Außenseiters. »Streber« ist ein Wort, das ihn noch heute schaudern lässt.

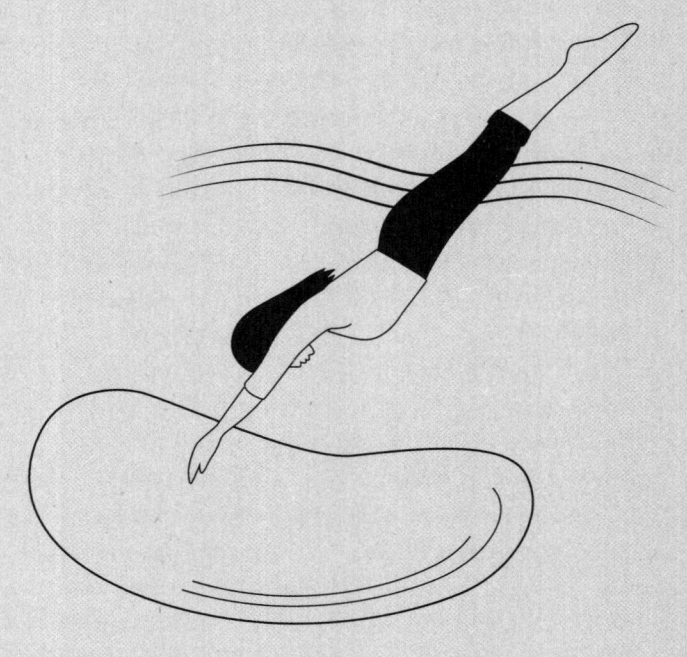

Camouflage, »Verschleierung«, dient dazu, die darunter-
liegenden, oft äußerst schmerzhaften Primären Emotionen zu verdecken, um sie nicht spüren zu müssen.
Camouflage schützt. Würde Malte nicht mehr so extrem
arbeiten, würde er wieder den Schmerz erleben, den er
als Kind kennengelernt hat. Seine Camouflage-Strategie
flaut inzwischen langsam ab, und er kann einiges von
seinem frühen Schmerz auflösen. Wir werden im nächsten Kapitel »Emotionen lösen« das Vorgehen, das ihm
geholfen hat, ausprobieren.

Nicht nur Malte, wir alle nutzen Camouflage-Strategi-
en, um unsere Schmerzen zu vermeiden: ununterbroche-
ne Aktivität, zu viel essen, trinken, rauchen, shoppen, reden; ständig in Aufregung sein, viel streiten, zu intensives
Engagement für eine Sache. Letztlich kann nur jeder für
sich entscheiden, was noch stimmig und gesund oder
was schon Camouflage ist, die der Abwehr dient und
damit oft nicht mehr selbstliebevoll ist. Denn zu viel
Camouflage ist enorm anstrengend und oft irgendwann
schädigend. Bei Malte könnte das Viel-Arbeiten zum
Problem werden, wenn etwa seine Rückenprobleme
stärker werden oder wenn die Einsamkeit ihn krank
macht – er hat schließlich gar keine Zeit, um Freundschaften zu pflegen.

Camouflage aufdecken und Primäre Emotionen finden

- Welche Camouflage nutzt du, um dich vor schmerzlichen Gefühlen zu schützen?
- Welche Emotionen sind im Moment direkt vor der Camouflage da oder könnten gerade aufkommen?
- Vor welcher Primären Emotion schützt du dich also mit dieser Camouflage?

Nach den Hintergründen für Camouflage zu suchen, spart langfristig Kräfte und schont Beziehungen.

Den Auslöser neutralisieren

Mit dem Wissen um Camouflage und Primäre Emotionen wird nun die Arbeit mit Auslösern in diesem Abschnitt nachvollziehbar, weil man dabei zu den Primären Emotionen geht und von dort aus nach dem Auslöser sucht. Damit ist neben dem Hindurchfließen-Lassen von Emotionen, das du gerade zuvor kennengelernt hast, ein tiefgehendes und nachhaltiges Arbeiten möglich. Man findet den Auslöser für eine Emotion und neutralisiert ihn – sodass in der Folge keine Emotion mehr auftaucht.

Wenn du dich zum Beispiel gerade selber nicht magst, kannst du für dieses Symptom – das Gefühl der Wertlosigkeit – nach dem Auslöser suchen: Vielleicht gibt es einen Gedanken, dass andere besser sind als du und du deshalb weniger liebenswert bist?

Mit Auslösern zu arbeiten anstatt direkt mit den Symptomen ist eine ungewohnte und neue Herangehensweise gegenüber dem, was wir aus den meisten Therapie- und Veränderungsansätzen kennen. In der Regel wird versucht, das Symptom direkt zu verändern – zum Beispiel, eine Emotion wie Angst mit Entspannungsmethoden, Atemtechniken, veränderten Gedanken oder auch Medikamenten in den Griff zu bekommen. Wenn man dagegen nach dem Auslöser für das Symptom sucht, findet man andere Faktoren, die im Hintergrund wirken. Zum Beispiel eine Erinnerung an eine frühere, ähnliche Situation, in der die Angst zum ersten Mal aufgetaucht ist und später eine immer gleiche Angstreaktion auslöst.

Wir probieren gleich eine Methode aus, die konsequent mit den Auslösern arbeitet und sie neutralisiert. Man kann damit Hemmnisse mittels sprachlicher Formulierungen nachhaltig im Unbewussten auflösen. Meine Erfahrung damit ist: So unvermittelt, wie Emotionen und andere Symptome kommen, so rasch können sie auch wieder gehen. Ich hatte das Glück, die Methode Logosynthese® schon kurz nach der Entwicklung durch den Psychotherapeuten Dr. Willem Lammers kennenzulernen. Ich arbeite damit seit 2005 in meiner psychologischen Praxis. Ihre Wirksamkeit wird in der täglichen Arbeit von Ärzten, Psychologen und Psychotherapeuten wie auch beim Coaching und in der Supervision belegt. Für tiefgehende Prozesse und schwierigere Themen ist eine professionelle Begleitung notwendig, doch Logosynthese funktioniert auch gut als Selbstcoaching-Methode, wenn man sie einmal gründlich erlernt hat. Die Methode wirkt auf den ersten Blick einfach, es gehören jedoch Feingefühl und eine gute Selbstwahrnehmung dazu, um einen tiefgreifenden Prozess anzustoßen und sie auch als System für persönliche und spirituelle Entwicklung zu nutzen.

Schwierige Emotionen sind sehr häufig durch Menschen ausgelöst, mit denen man in einer verstrickten Beziehung ist. Deshalb nehmen wir hier eine Person als Auslöser und wenden darauf probeweise die Logosynthese an, um die Emotion gegenüber der Person zu lösen. Du kannst die Übung mitlesen und direkt anwenden oder du lädst dir die Audiodatei herunter: *ulrike.link/emotionen-in-beziehungen-loesen*

Emotionen in Beziehungen lösen mit Logosynthese

- Schaffe dir einen ungestörten Raum und genug Zeit, um dich nach innen zu wenden.

- Vergegenwärtige dir eine Person, die für dich weniger leicht im Umgang ist oder die dein Leben erschwert, dich also belastet. Wer kommt dir als Erstes in den Sinn?

- Stell dir vor, dass diese Person irgendwo hier in deiner Nähe ist. Wir nennen diese Vorstellung der Person jetzt mal »Abbild«.

- Nimm nun genau wahr: Woher weißt du, dass es dieses Abbild der Person dort gibt – siehst du zum Beispiel ein Bild von der Person? Hörst du etwas, die Stimme? Oder mit anderen Sinnen: Spürst, schmeckst, riechst du etwas?

- Wie reagierst du auf das Abbild dieser Person? Also: Welche belastenden Emotionen sind da? Welche Körperempfindungen bemerkst du und wo spürst du diese im Körper? Welche Gedanken gehen dir zu der Person durch den Kopf? Ein Satz, ein Wort?

- Schätze all das auf einer Belastungsskala von 0 (gar keine Belastung) bis 10 (maximale Belastung) ein: Welche Zahl kommt dir als Erstes in den Sinn?

- Sprich nacheinander die drei Sätze der Logosynthese, jeweils mit einer Wirkungspause. In diesem Fall setzt du in alle drei Sätze den Auslöser mit dem Namen der Person ein: »Das Abbild von […]«.

  - »Ich nehme all meine Energie, die gebunden ist in dem Abbild von […], an den richtigen Ort in mir selbst zurück.«

  - »Ich entferne alle Fremdenergie im Zusammenhang mit dem Abbild von […] aus allen meinen Zellen, aus meinem Körper und aus meinem persönlichen Raum und schicke die Energie dorthin, wo sie hingehört.«

- »Ich nehme all meine Energie, die gebunden ist in allen meinen Reaktionen auf das Abbild von [...], an den richtigen Ort in mir selbst zurück.«
- Was ist jetzt? Was hat sich bei dem Abbild verändert?
- Trinke ein paar Schlucke Wasser.
- Wie reagierst du jetzt auf das Abbild dieser Person? Welche Emotionen? Welche Körperempfindungen? Wo spürst du sie im Körper? Welche Gedanken gehen dir dazu durch den Kopf, welcher Satz, welches Wort?
- Wie ist jetzt die Belastung auf der Skala von 0 bis 10? – Welche Zahl kommt dir als Erstes in den Sinn? Falls die Belastung nicht wesentlich abgeklungen ist, mach einen zweiten Zyklus mit den drei Sätzen.
- Stell dir zum Abschluss probeweise vor, du begegnest der Person in der Realität oder im Geiste – Was ist jetzt? Wie sind deine Reaktionen jetzt? Welche Emotionen, Körperempfindungen, Gedanken, Haltung, Einstellung, welches Verhalten?
- Beobachte in der nächsten Zeit in deinem Alltag, was anders ist als vorher. Wie haben sich deine Emotionen in Bezug auf diese Person verändert?

Die Sätze wirken vielleicht erst einmal etwas fremd, aber du kannst ja die Wirkung einfach ausprobieren und hinterher darauf achten, ob sich eine Veränderung ergibt. Man muss nicht daran glauben oder die Sätze verstehen.

Nicht alle schwierigen Emotionen und emotionalen Blockaden kann man »schnell mal« mit den hier vorgestellten Methoden abflauen lassen oder lösen. Diese Methoden bieten zwar sehr gute Möglichkeiten für einen sanften, selbstliebenden Umgang und dafür, Emotionen zu verwandeln, sodass etwas Neues und Produktives reifen kann. Aber wenn im Hintergrund eine traumatische oder andere tief verstörende Erfahrung liegt oder wenn du länger unter starken Angst- oder depressiven Symptomen leidest, reicht dieses Buch nicht. Dann kann es sein, dass du professionelle Begleitung und Hilfe brauchst. Dies anzugehen ist ein wichtiger Aspekt von Selbstliebe.

Durch das Neutralisieren von Auslösern kann man Emotionen lösen.

SELBSTGESPRÄCH –
Deine Gedanken entspannen

Leonie beschimpft sich. »Du blöde Kuh«, »Einfach unfähig«, »Jetzt hast du wieder alles falsch gemacht«, »Du bist zu nichts nutze«. Obwohl sie über ihre Selbstdestruktivität immer neu erschrocken ist, kann sie trotzdem nicht damit aufhören, sie ist den unwillkürlich auftauchenden Gedanken ausgeliefert. Manchmal weint sie dann und schämt sich dazu noch, denn als selbstbewusste und psychologisch versierte Frau weiß sie, dass sie eigentlich gut zu sich sein, liebevoll mit sich sprechen und positiv denken sollte. Ein Teufelskreis.

Ungeliebte Seiten annehmen

Die Haltung des Annehmens, die auch schon weiter oben beim Annehmen von Emotionen eine Rolle gespielt hat, kommt zum Glück immer mehr auch in Coaching- und Therapieansätzen vor. So ist etwa bei der Akzeptanz- und Commitmenttherapie, einer neueren Form der Verhaltenstherapie, radikale Akzeptanz die Grundlage. Die Verhaltenstherapie ist eine der wenigen Therapierichtungen mit Krankenkassenzulassung. Eine annehmende und damit selbstliebende Haltung gewinnt somit in unserer Gesellschaft immer mehr Verbreitung und Anerkennung. Das ist gut so! Mit dem folgenden Dreischritt kannst du dich dem radikalen Akzeptieren nähern.

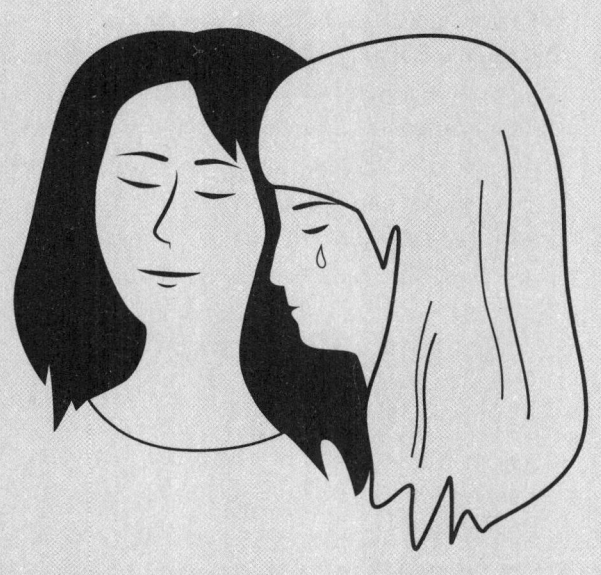

Der Akzeptanz-Dreischritt

1. Herausfinden, was du an dir nicht magst: Welche ungeliebten Seiten gibt es bei dir? Körper, Emotionen, Gedanken, Verhalten, Aussehen?

2. Annehmen: Wie wäre es, was du nicht magst, als Teil deiner selbst anzunehmen? Erst einmal ganz für dich allein, mit dem Gedanken, dass es nun mal zu dir gehört. Später könntest du entscheiden, es jemandem zu erzählen oder testweise zu zeigen.

3. Genug-Gefühl entwickeln: Was ist jetzt schon gut genug bei dir? Wofür wirst du geliebt? Was hast du bereits im Leben erreicht? Wofür bist du dankbar? – Es reicht schon, wie du jetzt bist.

> Wir sind vollkommen, wenn wir nichts mehr verbessern und verstecken müssen – nicht, wenn alles verbessert und versteckt ist.

Woher das lieblose Selbstgespräch kommt

Leonies Selbstbeschimpfungen sind immer wieder ähnlich formuliert: »Du blöde Kuh« kommt sehr häufig vor, ebenso wie »zu nichts nutze«. Das konnte sie erst erkennen, als sie die Sätze bewusst anhörte – sie spukten früher nur halb bewusst in ihrem Kopf herum. Gemeinsam fanden wir dann heraus, woher diese Formulierungen stammen. Das herauszufinden können wir alle versuchen, denn niemand denkt sich solche Formulierungen einfach aus, und wenn wir ihre Herkunft kennen, müssen wir uns dafür nicht mehr schämen oder uns das übel nehmen. Oft klingen sie schon durch diesen Bewusstwerdungsprozess ab.

Woher also kommt das Selbstgespräch? Man kann es zum Beispiel »erben«, durch Dabeisein, durch Miterleben. Leonie erinnert sich, wie ihre Mutter damals in einem zischenden Tonfall mit sich selbst schimpfte, wenn Geschirr kaputtging oder etwas anderes nicht klappte. Ebenso kann man Ziel von Beschimpfungen werden. Wenn Leonie oder ihr Bruder nicht so waren, wie sie aus Sicht des Vaters sein sollten, gab es schnell eine »Backpfeife« von ihm, mit dazugehörigen Schimpfwörtern. Natürlich haben die Eltern so reagiert, weil sie überfordert waren. Es geht nicht darum, Vorwürfe zu machen. Das Verstehen der Zusammenhänge dient nur dazu, unser Selbstgespräch zu entspannen.

Herauszufinden, warum wir sind, wie wir sind, hilft beim Akzeptieren.

Veränderung destruktiver Selbstgespräche

Auch wenn es schwerfällt: Die Wurzeln des destruktiven Selbstgespräches zu finden, hilft dabei, es sein zu lassen. Ich arbeite mit meinen Klienten und Teilnehmenden in solchen Fällen oft mit Logosynthese. Wenn die Arbeit mit Logosynthese aus dem Kapitel »Selbstgefühl« gut für dich war, kannst du auch hier damit arbeiten – jedoch in einer etwas anderen Variante.

Destruktive Selbstgespräche entkräften

- Finde Sätze, bei denen du lieblos und negativ mit dir selbst sprichst. Vielleicht denkst du dabei an eine Situation, in der dir etwas misslungen ist oder in der du dich abgelehnt oder schlecht behandelt gefühlt hast. Es kann hilfreich sein, die Sätze zu notieren.
- Schätze intuitiv ein, wie belastend jeder dieser Sätze ist: Vergib Zahlen auf einer Skala von null bis zehn: 0 = gar nicht belastend, 10 = maximal belastend. Notiere hinter jedem Satz die erste Zahl, die dir in den Sinn kommt.
- Markiere den Satz, der dich am stärksten belastet.
- Nimm diesen Satz freundlich an, indem du ihn selbstberuhigend kommentierst. Vielleicht stellst du dir dabei eine liebevolle Person vor, die mit dir spricht, in »Du«-Form, so etwas wie: »Es ist nicht schlimm, dass du so ungeschickt bist. So was passiert jedem« oder »Niemand wird dich deshalb blöd finden, andere sind viel nachsichtiger, als du denkst«.

- Du könntest auch mit Logosynthese arbeiten. Setze dann in die eckigen Klammern als Auslöser den belastenden Satz ein: »Die Wahrnehmung dieses Satzes […].« Sprich jeden der drei Sätze aus und integriere eine Wirkungspause.
  - Satz 1: »Ich nehme all meine Energie, die gebunden ist in der Wahrnehmung dieses Satzes […], an den richtigen Ort in mir selbst zurück.«
  - Satz 2: »Ich entferne alle Fremdenergie im Zusammenhang mit der Wahrnehmung dieses Satzes […] aus allen meinen Zellen, aus meinem Körper und aus meinem persönlichen Raum und schicke die Energie dorthin, wo sie hingehört.«
  - Satz 3: »Ich nehme all meine Energie, die gebunden ist in allen meinen Reaktionen auf die Wahrnehmung dieses Satzes […], an den richtigen Ort in mir selbst zurück.«
- Wie auch immer du eben gearbeitet hast, prüfe auf jeden Fall: Wie verhält es sich nun mit dem Satz? Welche Belastung ist jetzt da auf der Skala von 0 bis 10? Was erlebst du körperlich? Emotional? Gedanklich?
- Trinke ein paar Schlucke Wasser.
- Sttell dir jetzt probeweise eine Situation vor, in der dich der Satz vorher belastet hat. Welche Gefühle, Gedanken, Haltung, Einstellung, welches Verhalten sind jetzt da?
- Beobachte auch in der nächsten Zeit im Alltag, was anders geworden ist.

Es geht bei Selbstliebe nicht darum, nur den guten, erwünschten Teil unserer selbst zu lieben.

Schreibdenken als Selbsttherapie

Schreiben kann ein selbsttherapeutisch hochwirksames Werkzeug sein, und es ist geradezu ideal, um die Selbstliebe zu stärken, wie vielfach wissenschaftlich nachgewiesen wurde. Im angloamerikanischen Sprachraum ist Schreiben als Selbsttherapie weithin bekannt, und langsam wird es das auch bei uns.

Wenn wir unsere Gedanken, Emotionen und Erlebnisse aufschreiben, nehmen wir unsere Stärken bewusster wahr, entdecken neue Aspekte unserer Persönlichkeit und können das, was geschieht, leichter annehmen. Wir ergründen das Leben tiefer, als man es beim flüchtigen Nachdenken im Kopf und ohne weitere Hilfsmittel tun würde. Außerdem gewinnen wir Abstand und Entlastung bei schwierigen Gedanken und Gefühlen und sind dadurch psychisch belastbarer. Vielleicht kennst du das: Du schreibst etwas auf, was dich beschäftigt – und mit einem Mal ist es nicht mehr so nah an dir dran und klärt sich.

Mit dem von mir entwickelten Konzept »Schreibdenken« greift man diese Erkenntnisse auf und nutzt das Schreiben als Denk-, Fühl- und Lernwerkzeug. Nach einiger Zeit, meist schon nach den ersten Tagen oder Wochen des Schreibdenkens, wirst du die Wirkung bemerken. Es gibt verschiedene Techniken, die dabei helfen, die innere Sprache auszudrücken. Eine davon ist der universell einsetzbare Schreibsprint.

> Schreibdenken können wir nutzen, um herauszufinden und zu verändern, wie wir denken und fühlen.

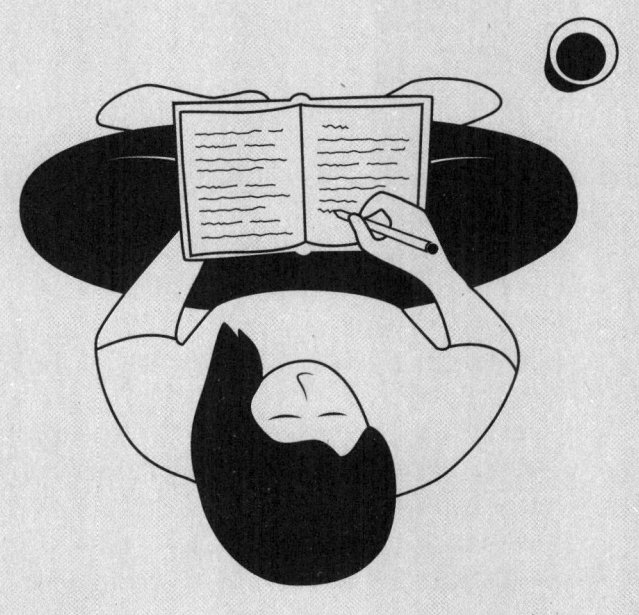

Schreibdenken mit Fokus

Schreibsprints sind ein Kern meines Schreibdenken-Ansatzes. Du kannst damit Gefühle klären und beruhigen, Ideen und neue Denkwege entwickeln, Gelerntes integrieren, deinen Fokus finden. Du schreibst dich ruhig und klar.

Der Schreibsprint

- Notiere eine Überschrift, zu der du gleich schreibend ein paar Minuten nachdenken willst.
- Schreibe drei bis fünf Minuten zu dieser Überschrift nach folgenden Regeln: so schnell wie möglich, ohne innezuhalten, wie dir die Gedanken gerade in den Sinn kommen. Wenn du stockst, schreibe das letzte Wort, das du gerade notiert hast, bis es wieder weitergeht.
- Lies alles noch mal durch und markiere, was du wichtig findest.
- Schreibe unter den Text einen Kernsatz, der das Wichtigste pointiert auf den Punkt bringt.
- Du kannst eine »Schreibstaffel« daraus machen: Übergib dir am folgenden Tag den Kernsatz vom Vortag als Staffelstab für die nächste Überschrift; es folgt ein weiterer Schreibsprint, wieder ein Kernsatz darunter – und weiter am nächsten Tag.

Die selbsttherapeutische Wirkung des Schreibsprints tritt schon nach ein paar Minuten ein, vor allem bei einer täglichen Routine.

Das Self-Care-Journal

Ein Self-Care-Journal oder eine andere Tagebuchform kann der Ort sein, an dem dieses Schreibdenken seine Heimat findet. Es ist eine Verabredung mit dir selbst, die du einlöst, wenn du das Buch aufschlägst und mit dem Schreiben beginnst. Du kommst damit bei dir selbst an, denn du schreibst in diesem Buch so, wie du gerade bist: heute vielleicht friedlich und mit weitem Herzen. An einem anderen Tag empört und ruhelos. Und an einem weiteren Tag erschöpft und todmüde. Alles ist ohne kritische Bewertung gut so, wie es ist, und in dem Journal kannst du es ausdrücken.

Im Folgenden stelle ich dir die Rubriken meines Self-Care-Journals vor, das ich als Begleitheft zu meinem Buch *Self Care – Du bist wertvoll: Das Selbstfürsorge-Programm* entwickelt habe. Ich teste diese Rubriken auf den Morgen- und Abendseiten seit vielen Jahren.

Das Self-Care-Journal –
Morgen- und Abendseiten

Morgens

- **Danke:** Wofür bist du heute früh dankbar? – Je mehr Anlässe fürs Dankbarsein du schon morgens findest, desto mehr Anlässe werden sich am Tag dazugesellen, weil du dich darauf fokussierst.
- **Fokus – Freude:** Was löst Freude in dir aus, wenn du an den Tag denkst? Was ist damit also dein Fokus für heute? – Freude ist ein sehr guter Kompass für deinen Weg.
- **Lieben – Geben:** Wem fühlst du dich heute besonders in Liebe verbunden und möchtest der Person etwas geben? Einen Anruf, eine Nachricht, eine Hilfestellung, einen Dank?
- **Das Wichtigste:** Was ist das Wichtigste für dich an diesem Tag?
- **Selbstcoaching:** Welchen Impuls für dein Selbstcoaching gibst du dir? So arbeite ich zum Beispiel gerne mit Logosynthese, deshalb notiere ich hier einen Auslöser, den ich dann anwende. Bei dir kann es ein ganz anderer Impuls sein.

Abends

- **Danke:** Wenn du den Tag Revue passieren lässt: Wofür bist du dankbar? – Je mehr Anlässe wir auch am Abend finden, umso beschenkter und reicher fühlen wir uns – und sind es dann auch. Dankbarkeit ist einer DER Schlüssel für ein erfülltes Leben.
- **Lernen:** Was hast du heute gelernt, auch aus dem, was schwierig für dich war? Wenn der Tag nicht dein Freund war, war er dein Lehrer. Wenn du Schwieriges als Lernerfahrung anstatt als Misserfolg bewertest, hilft das auch, sich weiterhin selbst zu lieben.
- **Loslassen:** Was willst du jetzt zur Ruhe kommen lassen, damit du in einen erholsamen, friedlichen Schlaf findest?
- **Das Wichtigste:** Was nimmst du im Rückblick als Wichtigstes aus diesem Tag mit?
- **Selbstcoaching:** Welchen Impuls für deine favorisierte Selbstcoachingmethode gibst du dir am Abend?

Du schreibst – und akzeptierst, was ist. Du bist dir selbst die beste Freundin, der beste Freund. Du entwickelst dich weiter.

SELBSTVERBINDUNG –
Deine Beziehungen vertiefen

Freundschaften, Partnerschaften, Eltern-Kind-Beziehung, größere Gemeinschaften: Sie alle prägen unsere Art, wie wir zu uns selbst in Beziehung sind. Beziehungsmuster spielen dabei eine wichtige Rolle. Das sind dauerhafte Strukturen, wie der Kontakt zu anderen Menschen gestaltet ist. Wenn du daher deine Beziehungen zu anderen besser verstehst, hilft dir das, herauszufinden, wie du dich selbst lieben und gut für dich sorgen kannst.

Beziehungserfahrungen reflektieren

- Welche Beziehungen haben dich damals gestresst?
- Welche Beziehungsmuster waren das?
- Wo wirken sich diese Muster heute noch in deinen Beziehungen aus?
- Wo findest du eine Parallele zu dem, wie du zu dir selbst in Beziehung bist?

Selbstliebe ist die Folge und der Spiegel unserer Beziehungserfahrungen mit anderen Menschen.

Dank als Weg zur Selbstliebe

Der renommierte britische Wissenschaftsjournalist Johann Hari hat jahrelang zu Depressionen recherchiert und sieht ihre wahre Ursache in der Unverbundenheit mit der Welt. Wenn wir uns abgeschnitten fühlen von anderen, von Gemeinschaft, Lebenssinn, einer hoffnungsvollen Zukunft und einem sinnerfüllten Leben, werden wir depressiv. Dagegen hilft alles, was uns miteinander verbindet: verstehen, zuhören, füreinander da sein, aufeinander achten. Zentrale Elemente von Beziehungen sind ohnehin Lieben, Geben und Helfen: mit praktischen Dingen, Geld oder Rat oder auch einfach dadurch, dass wir Zeit miteinander verbringen und füreinander da sind. Helfen muss dabei nicht auf direkter Gegenseitigkeit beruhen. Jemand hilft dir, du hilfst jemand anderem usw.

In diesem Beziehungsgeschehen, bei dem wir eher auf Geben und Lieben anstatt auf Geliebtwerden fokussieren, spielt der Dank eine herausragende Rolle. Er ist ein machtvolles Werkzeug, um Beziehungen zu vertiefen und etwas zu geben, selbst wenn man das Gefühl hat, gerade gar nichts geben zu können. Manchmal ist man mit Neid, Eifersucht und Konkurrenz beschäftigt – und kann sich mit dem Dankbarkeitsgefühl wieder erinnern, dass nicht wir als Einzelwesen es sind, die etwas vollbringen oder erreichen, sondern wir als Teil des Ganzen.

Dankbarkeit ist eines der stärksten und einfachsten Mittel, um andere, anderes und sich selbst wertzuschätzen. »Danke für deine Zeit«, »Danke, dass du da bist, wenn's drauf ankommt«, »Danke für deine Kritik, ich denke darüber nach«. Wir kleiden Wertschätzung in eine Botschaft, die dem anderen vermittelt, dass er damit

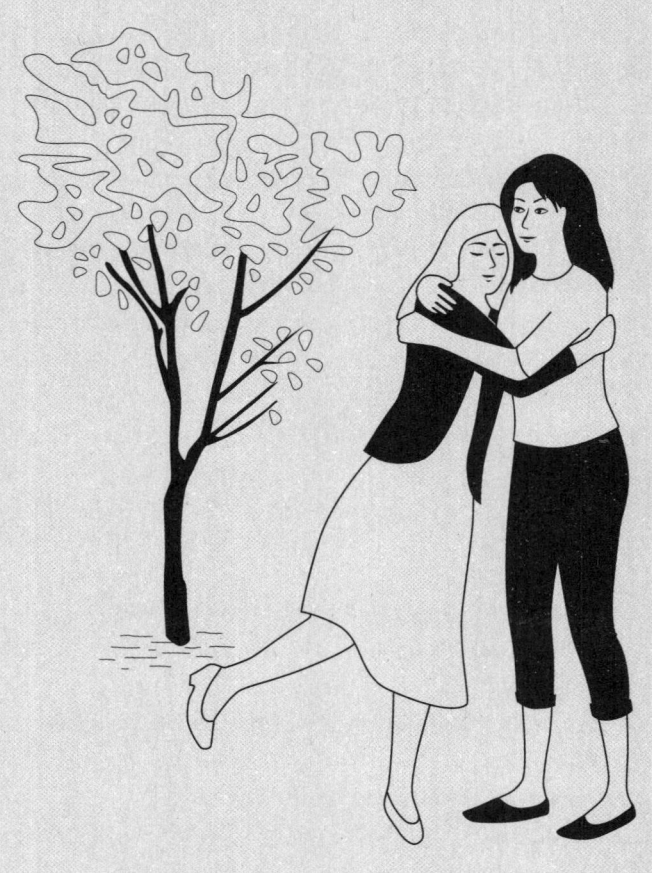

etwas für uns beigetragen hat. Jeder Mensch freut sich, etwas beizutragen. Die Freude und der Dank strahlen auf dich zurück und stärken deine Selbstliebe.

Dankbarkeit ausdrücken

- Was schätze ich an diesem Menschen? Charaktereigenschaften, Verhalten, Gedanken, Art?
- Wodurch begeistert, inspiriert, beeindruckt mich dieser Mensch?
- Was ist die Kostbarkeit und das Besondere in dieser Beziehung?
- Was lerne ich durch die Person? Auch Unliebsames?
- Wofür möchte ich der Person deshalb danken?
- Wie will ich meinen Dank äußern?

Merkst du die starke Wirkung der Beziehungsvertiefung? Dankbarkeit entfaltet sich, wenn mann sie ausspricht oder auf andere Weise ausdrückt.
- Was passiert, während du den Dank mitteilst? Bei dir? Beim anderen? Zwischen euch?
- Was passiert hinterher bei dir?
- Was passiert längerfristig in der Folge in eurer Beziehung?
- Wie wirkt sich dies auf deine Selbstliebe aus?

»Danke« zu sagen stellt immer eine Beziehung her. Die Verbindung wird spürbar und vertieft sich – und tiefe Beziehungen stärken die Selbstliebe auf machtvolle Weise.

Das Beziehungsnetz

Die weltweit größten Studien – Langzeitstudien, Meta-studien – weisen nach: Aufgehoben in erfüllten, vertrau-ensvollen, tiefen Beziehungen sind wir die glücklichsten Menschen der Welt, und mit einem Mal können wir uns auch ganz selbstverständlich selbst lieben. Du kannst und musst es nicht allein schaffen.

Das Beziehungsnetz erkennen

- Zeichne das Netz deiner Beziehungen auf ein großes Blatt Papier oder digital an einem Bildschirm.
- Du selbst bist Teil des Netzes und platzierst alle anderen je nach emotionaler, räumlicher oder thematischer Nähe oder Distanz.
- Wen möchtest du in dieses Netz aufnehmen? Im Laufe deines Lebens haben dich viele Menschen unterstützt und etwas bei-getragen: Eltern, Geschwister, Großeltern, andere Verwandte, Freunde, Partner, Lehrer, Nachbarn, vielleicht auch Kollegen, Vorgesetzte, Kunden, Mitarbeiter, Mentoren, Coaches, Thera-peuten, auch flüchtige Bekannte im Alltagsleben wie die Ver-käuferin oder der Handwerker. Ebenso Menschen, die du nie direkt getroffen hast: Autoren, Forscher, Vorbilder, Vorfahren. Auch Tiere, die eine wichtige Rolle spielen, finden ihren Platz in dem Netz.
- Wenn du sehr einsam bist, hast du dennoch Beziehungen zu Menschen, an die du denkst, mit denen du innerlich in Bezie-hung bist.
- Zeichne die Verbindung zwischen dir und den anderen mit-hilfe von Linien.

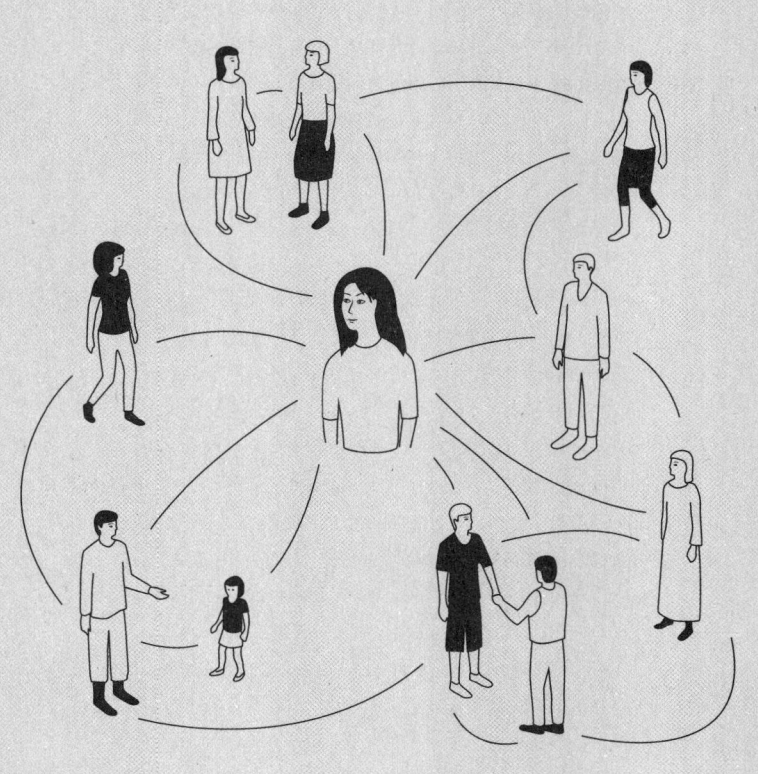

- Zeichne auch die Verbindungen der anderen untereinander, wie in einem echten Netz, bis du ein vollständiges, komplexes Netz vielfältig miteinander verbundener Beziehungen siehst, dessen Teil du bist.
- Du kannst beim Zeichnen des Beziehungsnetzes auf deine Gefühle achten: Was taucht auf: Erstaunen, Dankbarkeit, Freude, Liebe, Bitterkeit, Hadern, Wut, Eifersucht, Neid?
- Mit etwas Zeit werden dir immer mehr Menschen einfallen, sodass du die Übung über Tage fortführen kannst.
- Wenn du magst, markiere, wer näher rücken und wichtiger werden sollte in deinem Leben: Mit wem willst du mehr Zeit und Nähe verbringen – und wer soll weiter weg? Was tust du dafür?
- Markiere auch: Mit welcher Person oder welchen Personen willst du ganz konkret in nächster Zeit die Beziehung vertiefen? Was tust du jetzt dafür? Eine Nachricht senden, ein Anruf?

Mit dem Beziehungsnetz vergegenwärtigst du dir, welche Menschen in deinem Leben eine Rolle spielen und wie du das Netz weiterentwickeln willst.

Verbundenheit – alles ist eins

Viele spirituelle Traditionen gehen davon aus, dass alles miteinander verbunden ist in einem großen Ganzen, der Essenz, dem Universum oder wie du es nennen magst. Durch die Erfahrung, dass es dieses Einssein gibt, können wir aus einer anderen Warte mit Distanz auf unser Ringen um mehr Selbstliebe und Selbstakzeptanz schauen. Dann sind wir nicht ein kleines, begrenztes Ich, das sich gerade nicht selbst liebt, sondern dann sind wir Teil eines großen Ganzen – und *darin* gibt es ein kleines Ich, das sich gerade nicht selbst liebt.

Die meditative Übung »In Liebe aufgehoben« bringt zum Abschluss viele der vorherigen Übungen zusammen und hilft dir, so in der Welt zu sein, wie du es dir wünschst: verbunden, aufgehoben, liebevoll. Du kannst zugleich Teil und Ganzes sein, empfangen und geben, dich selbst lieben und andere lieben. Was du aussendest, kommt zu dir zurück. Du kannst die Übung beim Mitlesen anwenden oder dir die Audiodatei »In-Liebe-aufgehoben« herunterladen: *ulrike.link/in-liebe-aufgehoben*

In Liebe aufgehoben

Vergegenwärtige dir die Unterstützung, die du aus deinem Beziehungs-netz erhältst und erhalten hast: Denke an das Ergebnis der vorherigen Übung »Das Beziehungsnetz erkennen« oder beginne hier neu damit. Dieses Beziehungsnetz breitet sich in alle Richtungen aus und verbindet dich mit den Menschen, die mit ihrer Unterstützung in deinem Leben eine Rolle spielen oder gespielt haben. Du erfährst all das jetzt beim Ein- und Ausatmen:

- Beim Einatmen atmest du aus diesem Netz die Unterstützung ein, die du im Laufe deines Lebens von diesen Menschen erfahren hast. Stelle dir bei jedem Atemzug konkret eine Hilfe vor, die du erhalten hast, und atme sie durch dein Herz ein.
- Wenn du schon die Übung weiter oben in diesem Kapitel »Dankbarkeit ausdrücken« gemacht hast, wird es dir leichter fallen, dich an die Hilfen zu erinnern.
- Beim Ausatmen atmest du Dankbarkeit aus für das, was du von diesen Menschen erhalten hast. Vielleicht sagst du dabei auch innerlich oder laut »Danke«.

Nun sendest du Liebe zu anderen und zu dir selbst in fünf Stufen:

- Erstens: Denke an eine Person, die du sehr magst und liebst, und wünsche ihr, was du am wichtigsten für sie findest. Mit einer Formulierung, die für dich passend ist, zum Beispiel: »Mögest du glücklich und in Frieden sein. Mögest du innerlich frei und stark sein. Mögest du dich verbunden und aufgehoben fühlen.« Stelle dir dazu ruhig konkret vor, wie diese Person zum Beispiel lacht und Scherze macht, in vollen Zügen genießt, durch die Gegend springt – was auch immer dir hilft, dir diesen Menschen wirklich glücklich und zufrieden vorzustellen.
- Zweitens: Stelle dir eine Person vor, mit der du weniger nah verbunden bist, vielleicht eine Verkäuferin in einem Laden.

Wünsche ihr dasselbe und stelle dir auch bei ihr vor, wie sie lacht, sich entspannt und genießt.

- Drittens: Stelle dir eine Person vor, die für dich weniger leicht im Umgang ist oder mit der es gerade schwierig ist. Das ist schon herausfordernder. Versuche, ihr dasselbe zu wünschen. Es geht mit der Zeit immer besser.

- Viertens: Wünsche dir selbst dasselbe. Das ist für viele am schwierigsten, aber du bist ja schon geübt: »Möge ich glücklich und in Frieden sein. Möge ich innerlich frei und stark sein. Möge ich mich verbunden und aufgehoben fühlen.« Wir gehören alle zusammen, auch du bist Teil des großen Netzes.

- Fünftens: Denke an alle Menschen und Lebewesen in der Welt, auch an Tiere, Pflanzen, an die ganze Erde oder noch größer: an alles, was da ist. Wünsche allen und allem das Gleiche. »Mögen wir alle glücklich und in Frieden sein. Mögen wir innerlich frei und stark sein. Mögen wir uns verbunden und aufgehoben fühlen.«

Zum Abschluss kannst du noch in dem Gefühl des Einsseins, des Aufgehobenseins und der Liebe verweilen und einfach SEIN.

Wenn wir uns das Einssein in einem großen Ganzen immer wieder vergegenwärtigen und dann Liebe aussenden, erfahren wir auch selbst diese Liebe.

NOTFALLPROGRAMM Selbstliebe

Manchmal sind wir in unserem Leben mit kleineren und größeren Krisen konfrontiert und müssen uns mit schwierigen Situationen oder inneren Konflikten auseinandersetzen. Die Selbstliebe bleibt dann oft auf der Strecke, dabei wäre gerade sie das Fundament, um durch Krisen und Herausforderungen unbeschadet hindurchzukommen und gestärkt daraus hervorzugehen. Hier stelle ich dir sechs wissenschaftlich nachgewiesen wirksame Ansätze vor, um dich in Selbstliebe-Notfällen wieder ins Gleichgewicht zu bringen.

Draußen sein, in der Natur

Die Natur lässt unsere Emotionen zur Ruhe kommen und erfüllt uns mit Frieden. Wir werden stiller – äußerlich und innerlich. Die aufgewühlte Seele kann ausruhen und heilen. Außerdem bist du am Tageslicht – das ist enorm wichtig für Stimmungsaufhellung und damit auch für mehr Selbstliebe.

Bewegung, Sport

Zu wenig Bewegung ist ein Grund für schlechten Schlaf, trübe Stimmung, schwerfälliges Denken und vielfältige körperliche Beschwerden. Erst recht, wenn es dir an Selbstliebe mangelt, brauchst du viel Bewegung, um deine Stimmung und Gefühle auszugleichen und aufzuhellen. Laufen, Radfahren, Walken, Schwimmen – wähle eine Form, die dir möglichst Freude bereitet und die gut in deinen Alltag passt.

Verbunden bleiben

Du brauchst andere Menschen, die zu dir stehen, die dir helfen oder die einfach da sind. Verbunden zu bleiben ist essenziell, um dich selbst zu lieben – und gerade wenn es an Selbstliebe mangelt, oft besonders schwer. Achte deshalb darauf, dass du im Kontakt mit anderen deine ungeliebten Seiten nicht versteckst, dass du dabei aber erwachsen bleibst und nicht kindlich forderst, klammerst oder trotzig reagierst. Das ist wichtig, um deine Beziehungen nicht überzustrapazieren.

Gesunde Ernährung

Ernährung ist für die psychische Gesundheit und damit auch für unsere Emotionen von großer Bedeutung. Ernährung ist Medizin – wie auch die Bewegung. Sie hat die Kraft zu heilen, die Stimmung aufzuhellen und mehr Gelassenheit zu bewirken. Diese wissenschaftlich gut belegten Erkenntnisse werden langsam bekannter. Insbesondere eine pflanzenbasierte, vollwertige, vielfältige und zuckerfreie Ernährung hat einen immens positiven Effekt auf unsere körperliche und psychische Gesundheit.

Etwas tun – statt grübeln

Viele Menschen grübeln. Die Gedanken kreisen. Das Denken führt jedoch zu nichts, frisst enorm viel Energie, hält in negativer Stimmung fest und verhindert Selbstliebe. Was tun? Etwas tun! Zum Beispiel kreatives Tätigsein, Musik hören, mit Menschen entspannt zusammen sein, konzentriertes Arbeiten oder auch die Natur mit allen Sinnen wahrnehmen.

Erholsam viel schlafen

Wir schlafen zu wenig – durchschnittlich fast zwei Stunden weniger als noch vor zwanzig Jahren. Wir brauchen aber genauso viel Schlaf wie früher. Was hilft? Tageslicht tanken, dunkel schlafen, abends früh essen, regelmäßige Schlafzeiten, ungefähr acht Stunden Schlaf anpeilen, viel Bewegung, nicht zu viel Kaffee und Alkohol, die Geräte am Abend ausschalten, Self-Care-Zeit am Abend.

Was brauchst du JETZT?

- Welcher von diesen sechs Ansätzen würden dir nach deiner intuitiven Einschätzung am ehesten helfen?
- Welche ein bis drei Dinge davon willst du ausprobieren?
- Womit willst du jetzt konkret beginnen?

Unsere große Herausforderung

In diesem Buch habe ich die Liebe zu uns selbst in den größeren Zusammenhang von Liebe und Verbundenheit mit allen und allem gestellt. Wir können Selbstliebe nicht getrennt von der Welt um uns herum entwickeln und erfahren. Gedanken wie »Sei alles außer gewöhnlich«, »Mach dein Ding«, »Du kannst alles schaffen, wenn du es nur wirklich willst« können uns nahelegen, wir seien Einzelwesen. Doch der wichtigste Faktor für Glück, Gesundheit und ein langes Leben sind unsere tragfähigen Beziehungen und unser Eingebundensein in eine Gemeinschaft. Darin entwickeln wir dann auch unsere Selbstliebe weiter. Im Grunde ist diese Verbindung mit allem die Grundlage unserer Identität, mit der wir uns nicht mehr allein fühlen, sondern als Teil des Ganzen.

Ich denke, unsere Gesellschaft wird sich zu diesem Bewusstsein hin entwickeln. Das braucht Zeit. Das Umlernen ist herausfordernd, vor allem für uns in den westlichen, konkurrenzorientierten und individualistischen Industrieländern. Aber ich glaube, wir können das schaffen – dieses Bewusstsein für die Verbindung mit allem. Jede, jeder von uns kann sich darin üben. Wenn wir mehr Selbstliebe und damit Liebe leben, schaffen wir damit die Grundlage dieser existenziell notwendigen Veränderung. Es ist mir eine Freude und Ehre, mit diesem Buch dazu einen Beitrag zu leisten.

Weitergehen

Auf meiner Website zum Buch findest du alle Belege zu den zitierten Studien. Außerdem sind dort Videos, einzelne Übungen aus dem Buch als Audiodateien und weitere Downloadmaterialien wie zum Beispiel die »Self-Care-Notfallhilfe« mit ausführlichen Anleitungen und Platz zum Hineinschreiben. Auch alle Infos zu meinen Self-Care-Büchern findest du dort.

www.ulrike-scheuermann.de/selbstliebe-buch

Wenn du durch die Übungen im Buch Interesse hast, dich näher mit Logosynthese zu beschäftigen, findest du – ebenfalls auf meiner Website – weitere Informationen und Möglichkeiten, die Methode zu erlernen, für dein Selbstcoaching oder als zertifizierte Weiterbildung.

Lese-Empfehlungen

Brown, Brené: *Verletzlichkeit macht stark. Wie wir unsere Schutz-mechanismen aufgeben und innerlich reich werden.* München 2013.

Hari, Johann: *Der Welt nicht mehr verbunden: Die wahren Ursachen von Depression – und unerwartete Lösungen.* Hamburg 2019.

Harris, Russ: *Wer vor dem Schmerz flieht, wird von ihm eingeholt: Unterstützung in schwierigen Zeiten. ACT in der Praxis.* München 2013.

Lammers, Willem: *Selbstcoaching mit Logosynthese. Blockaden auflösen, Krisen bewältigen.* München 2012.

Neff, Kristin: *Selbstmitgefühl: Wie wir uns mit unseren Schwächen versöhnen und uns selbst der beste Freund werden.* München 2012.

Scheuermann, Ulrike: *Self Care – Du bist wertvoll. Das Selbstfürsorge-Programm.* München 2019. Auch als Hörbuch erhältlich: Berlin 2019.

Scheuermann, Ulrike: *Self Care Journal: Das Begleitheft zum Buch »Self Care«.* BOD 2019.

Scheuermann, Ulrike: *Innerlich frei: Was wir gewinnen, wenn wir unsere ungeliebten Seiten annehmen.* München 2016. Auch als Hörbuch erhältlich: Argon, Berlin 2016.

Scheuermann, Ulrike: *Schreibdenken: Schreiben als Denk- und Lernwerkzeug nutzen und vermitteln.* Opladen & Toronto 2016.

Schreiber, Birgit: *Schreiben zur Selbsthilfe: Worte finden, Glück erleben, gesund sein.* Heidelberg 2017.

Schröder, Martin: *Wann sind wir wirklich zufrieden? Überraschende Erkenntnisse zu Arbeit, Liebe, Kindern, Geld. Auf Basis der größten Langzeitstudie mit über 600 000 Befragungen.* München 2020.

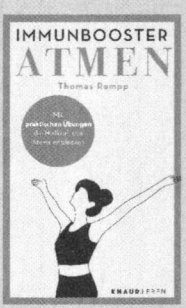

Thomas Rampp
IMMUNBOOSTER **Atmen**
*Mit praktischen Übungen
die Heilkraft des Atems entdecken*
ISBN 978-3-426-87907-8

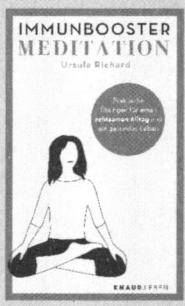

Ursula Richard
IMMUNBOOSTER **Meditation**
*Praktische Übungen
für einen achtsamen Alltag und
ein gesundes Leben*
ISBN 978-3-426-87908-5

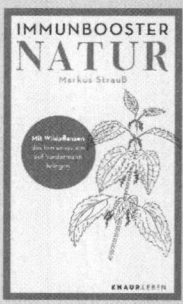

Markus Strauß
IMMUNBOOSTER **Natur**
*Mit Wildpflanzen das Immunsystem
auf Vordermann bringen*
ISBN 978-3-426-87909-2

sind die »beste Medizin«

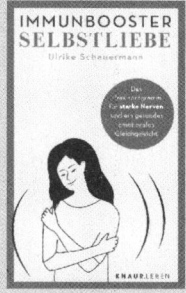

Ulrike Scheuermann
IMMUNBOOSTER **Selbstliebe**
Das Praxisprogramm für starke
Nerven und ein gesundes emotionales
Gleichgewicht
ISBN 978-3-426-87910-8

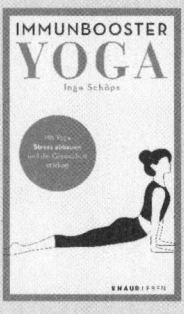

Inge Schöps
IMMUNBOOSTER **Yoga**
Mit Yoga Stress abbauen und
die Gesundheit stärken
ISBN 978-3-426-87911-5

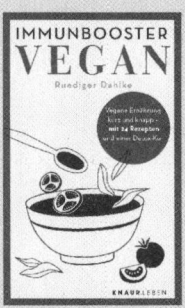

Ruediger Dahlke
IMMUNBOOSTER **vegan**
Vegane Ernährung kurz und knapp –
mit 24 Rezepten und einer Detox-Kur
ISBN 978-3-426-87912-2